DE LA

CRÉMATION ET DE L'INHUMATION

COMPARÉES AU POINT DE VUE HYGIÉNIQUE, SOCIAL ET SANITAIRE.

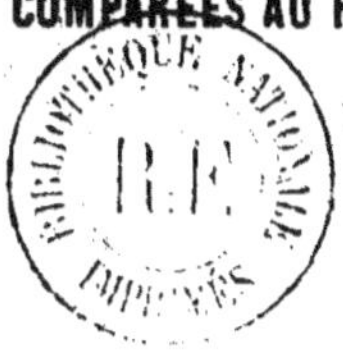

CONFÉRENCE

Faite au Cercle des Étudiants du Luxembourg

Par le Dr H. DAUCHEZ,

Chef de clinique adjoint de la Faculté,
Ancien interne des hôpitaux de Paris, lauréat de l'Académie (1888).

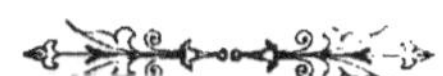

LILLE,

AU BUREAU DU *JOURNAL DES SCIENCES MÉDICALES,*

56, RUE DU PORT.

1889.

DE LA

CRÉMATION ET DE L'INHUMATION

COMPARÉES AU POINT DE VUE HYGIÉNIQUE, SOCIAL ET SANITAIRE.

———

CONFÉRENCE

FAITE AU CERCLE DES ÉTUDIANTS DU LUXEMBOURG

Par le Dr H. DAUCHEZ,

chef de clinique adjoint de la Faculté,
ancien interne des hôpitaux de Paris, lauréat de l'Académie (1888).

———

La coutume de rendre à la terre la dépouille des morts qui, jusqu'à ses dernières années, n'avait soulevé aucune objection, ayant récemment rencontré de violents détracteurs, mérite à coup-sûr, ne serait-ce qu'en raison de ces attaques, d'être à nouveau soumise au jugement impartial des savants et des hommes de bon sens.

Comment et pourquoi les nouveaux adeptes de la crémation veulent-ils substituer cette pratique barbare à l'inhumation acceptée, dès la plus haute antiquité, par toutes les nations civilisées ; Juifs, Grecs, (1) Romains, voire même par les peuples sauvages ?

C'est ce que nous nous proposons d'examiner dans le cours de cette étude.

Disons d'abord que deux circonstances ont singulièrement favorisé, dans ces dernières années, ces diverses tentatives de restauration

———

(1) Il est actuellement démontré que les Grecs et les Romains ne firent usage de la crémation que sur les champs de bataille , pour éviter les profanations des barbares ou dans le but de purifier le corps des souillures de l'âme.

crématoire : Nous voulons parler des terreurs, qu'éveillent actuellement dans les esprits, les idées de contagion, de maladies transmissibles, les craintes excessives soulevées et entretenues par les récentes épidémies de choléra, de variole ou de fièvre typhoïde. — Abrités sous le couvert du masque scientifique, les adversaires de nos croyances ont fort bien compris et ont habilement exploité les terreurs populaires. Profitant de la panique, ils ont tout d'abord proposé la crémation pour détruire les débris d'amphithéâtre, puis pour assainir les champs de bataille (1); enfin et surtout en temps d'épidémies, la crémation semble devoir s'imposer. — C'est ici surtout qu'il importe de réfléchir à la mortalité considérable qu'entraînent celles-ci et aux difficultés pratiques et sociales que peut susciter l'incinération.

Telle était l'opinion de M. le professeur Fonssagrives (de Montpellier) affirmant « que la crémation était moins une innovation scienti- » fique qu'un prétexte inventé pour bouleverser l'ordre de choses » existant. »

Avant d'aborder la question à fond, rappelons que la crémation a été plusieurs fois étudiée, discutée et finalement rejetée en pratique par les membres du Conseil d'hygiène et de salubrité (2), par le professeur Bouchardat, dont nous citons plus loin les propres paroles.

Nous avons également consulté avec fruit, dans le cours de cette étude, les travaux si consciencieux du professeur A. Tardieu (3), du professeur Brouardel, doyen de la Faculté, les divers rapports de MM. Bartet, ingénieur de la ville de Paris, Proust et Troost, professeurs à la Faculté de médecine et des sciences de Paris ; enfin deux mémoires inédits de M. G. de Bellaigue et du Dr Delaroche (de Lyon) (4), tous unanimes à reconnaître ce fait, naturellement inévitable, à savoir : L'impossibilité des exhumations juridiques après la combustion des corps.

---

(1) Inutile de faire remarquer que sur les champs de bataille l'installation des fours crématoires est impossible et qu'à côté des morts, les mourants et les blessés seraient exposés à périr victimes de la crémation.

(2) *Annales d'hygiène et de médecine légale*, 1883 ; *Ibidem*, 1885, par M. le professeur Lacassagne, (Lacassagne. — *Dictionnaire encyclopédique)*.

(3) A. Tardieu. — Art. *Inhumations (Dictionnaire de médecine et de chirurgie pratique)*.

(4) Société médicale de St-Luc, St-Côme et St-Damien (comité de Lyon), séance de janvier-février 1888.

Telle est, en effet, l'objection fondamentable à faire à la crémation ; mais elle n'est pas la seule, comme on le verra bientôt. Toujours est-il, qu'en prévision de ces difficultés, la crémation, rendue facultative par la loi du 15 novembre 1887, n'est pas encore autorisée, de fait, en France — Pour être adoptée, sa mise en pratique devra préalablement être subordonnée à un règlement d'administration publique, confié au Conseil d'État. — Puisse-t-elle, longtemps encore, rester oubliée dans ses cartons !

Disons pourtant, qu'en dépit des critiques, la crémation (théoriquement du moins) paraît fournir aux hygiénistes de sérieuses garanties. — Il n'est donc pas surprenant qu'elle ait trouvé des défenseurs convaincus ; parmi eux, citons d'abord, Littré et Robin, qui espèrent « voir disparaître, avec les cimetières, les nombreuses causes d'altération de l'air et des eaux potables. »

Sans vouloir refuter, dès à-présent, l'opinion de MM. Robin et Littré, dont la compétence en matière d'hygiène est loin d'être absolue, faisons observer qu'une inhumation bien faite est, à coup sûr, inoffensive. — Avec ces auteurs, nous rencontrons en France, parmi les défenseurs de la crémation, plusieurs ingénieurs intéressés à l'entreprise, quelques médecins-politiciens, notoirement irreligieux, MM. Paul Bert, Liouville, Blatin, Bourneville. Parmi les députés français promoteurs de la crémation, citons encore Gambetta, Casimir-Périer, Frédéric Passy, Kœchlin-Schwartz, Yves-Guyot, Schœlcher, de Hérédia, etc. Remarquons, en passant, qu'aucun d'eux n'a été incinéré, ou n'a demandé à l'être (1)...... Enfin quelques étrangers, le Dr Symons (de Rotterdam), les docteurs Gorini, Pini et Vénini (en Italie), tous trois inventeurs et apôtres enthousiastes de la nouvelle méthode ; le Dr Anderl, de Vienne, etc.

Rendue facultative en Angleterre, la crémation trouvait, en 1885, un défenseur convaincu en la personne de Sir Spencer Wels (2),

---

(1) Qu'on nous permette à ce sujet, de citer le fait suivant dont nous garantissons l'authenticité — En 1887, un Conseiller municipal ayant stipulé, par clause testamentaire formelle, que son corps serait transporté à Milan pour y être crêmé, sous peine de nullité testamentaire, la famille dut s'exécuter. — Après mille formalités vexatoires, démarches, sauf-conduit, les parents du défunt durent débourser la modique somme de 15,000 francs, pour frais de transport, crémation, etc.

(2) Sir Spencer Wels. — Conférence au museum Park, 23 avril 1885.

séduit par les avantages théoriques de l'incinération, mais bientôt celle-ci donna lieu à des abus scandaleux. C'est ainsi que le Docteur Price (de Dantrinant, dans le pays de Galles) fût surpris, le 15 janvier 1884, occupé à consumer, dans un baril de pétrole, l'enfant illégitime de sa femme de charge (1). Ajoutons toutefois, que le docteur Price, reconnu aliéné, fut acquitté en raison de son état mental. Expérimentée peu après en Allemagne, à Gotha, à Dresde, etc., la cremation, mise à l'ordre du jour du 4e congrès d'hygiène (1879) de Genève, fut, après un vote favorable, proposée et autorisée en Suisse.

En présence de la vogue, d'ailleurs très modeste, de ces pratiques nouvelles, le Conseil municipal de Paris, jaloux de donner à son tour son avis sur la question, adressait, en janvier 1883, au Conseil d'hygiène et de salubrité, un rapport dans lequel nous lisons la proposition suivante : « Le Conseil admet que, sur terre comme sous terre, l'encombrement des cadavres est la source d'émanations pestilentielles contre lesquelles la crémation peut seule protéger la santé publique. En temps de guerre, sur les champs de bataille, la crémation s'impose. » Telle fut l'origine des deux fours crématoires du Père-Lachaise, dus à l'initiative du Conseil municipal et aujourd'hui à peine achevés.

Construits sur le modèle des fours de Milan par M. Formige, architecte de la ville, dont les devis évalués d'abord à la somme de quatre cent cinquante mille francs, furent bientôt réduits à 160,000 francs, les dits fours se dressent actuellement au sommet de la colline du Père-Lachaise, jadis occupée par le château de la Folie-Regnault. — D'apparence funèbre, sépulcrale et disgracieux, le monument crématoire, dont les deux coupoles rappellent de loin le dôme qui couronne l'Observatoire de Paris, se compose actuellement de deux fours distincts séparés par un vestibule auquel donne accès un escalier en pierre. — Désireux de visiter par nous même l'installation du four, nous nous y rendîmes un matin. — Malheureusement fermée au visiteur non muni d'une autorisation préfectorale, l'accès du four, comme bien on pense, nous fut impitoyablement refusée. Résolus d'avance à violer la consigne pour satisfaire notre légitime curiosité, nous dûmes (Horresco referens !) pénétrer par escalade, à l'insu des

---

(1) *Semaine médicale* (1885), page 153, n° 18.

surveillants, dans la nécropole municipale. Inutile d'ajouter qu'à peine entré par la fenêtre, nous nous trouvâmes en présence de quelques ouvriers occupés à réparer les parois du four. Payer d'audace, laisser soupçonner à ces honnêtes travailleurs nos intentions pacifiques, fut à peine l'affaire d'un instant. Grâce à nos gardiens, nous réussîmes donc, non seulement à visiter, mais encore à connaître le détail des expériences déjà entreprises. — Construit en briques réfractaires, le four crématoire se compose d'un foyer chauffé au bois, d'une plaque en tôle mobile, rappelant ceux des fours à galettes. Deux cloisons verticales en maçonnerie supportent celle-ci au-dessus du foyer et permettent son glissement. Le corps du défunt, retiré de la bière et placé sur la plaque, est aussitôt introduit dans le four hermétiquement fermé à l'aide d'écrous. Pour permettre à la fumée de s'échapper hors du foyer, un tirage des plus actifs s'exerce, pendant l'opération, par la cheminée d'usine qui surmonte l'édifice. Celle-ci, pour annuler les odeurs infectes, est interceptée, à sa partie moyenne, par un foyer de coke bien nourri, suffisant à annuler les odeurs.

Tel est, en peu de mots, le système installé provisoirement au cimetière du Père-Lachaise ; à la première épreuve, nous dit un des ouvriers, on dut, pendant trois jours consécutifs, chauffer le four pour atteindre la température de 900° ; mais déjà le four avait craqué...... Des réparations furent donc aussitôt entreprises pour permettre de continuer.

L'assistance des parents, les divers transbordements du corps, la longue durée (3 à 4 heures) de la cérémonie, sont-ils moins préjudiciables à la santé publique que l'inhumation pure et simple ? Cette question nous paraît au moins indiscrète.

Le système du Docteur Gorini diffère peu du procédé employé à Paris. « La grillade obtenue par la combustion du bois dans un four distinct de celui où est placé le corps, dit M. Bartet (1), dure 4 heures, exige 150 kilogs de fagots et coûte 6 francs ; c'est, à coup sûr, le procédé de crémation le meilleur marché ; c'est celui des petites bourses, moins compliqué que l'appareil du Dr Venini, dans lequel l'auteur fait intervenir le gaz inflammable activé par une soufflerie ; le procédé Gorini est encore, de tous, le plus pratique.

---

(1) Rapport au Conseil d'hygiène, 1884. — *Cf. Annales d'hygiène* (même année).

Avec l'appareil à gaz, ajoute M. Bartet, le résultat de la combustion ressemble à un os de côtelette oublié sur le gril ; par contre, l'odeur est nulle et aucune parcelle cadavérique ne peut être recueillie à cent mètres de là, malgré le vent soufflant dans la direction où nous nous trouvions. »

En présence de ces insuccès, de nouvelles expériences furent tentées à Vienne sous la direction de l'Ingénieur Anderl, de la maison Syemens. Basée sur les propriétés de l'air chaud porté à très haute température, la crémation put être ainsi effectuée en 1 heure 1/2, à la condition d'obtenir une température de 600 et 800°. Un cadavre d'adulte, réduit au dix-huitième de son poids, exigea une dépense de combustible équivalente à 187 francs. En vain voulut-on surchauffer le four crématoire, de nouveaux accidents se produisirent ; c'est ainsi qu'à Dresde, on vit, à 800°, les briques du four se briser, les os se vitrifier et devenir réfractaires. Au début, rapporte M. Bartet, il se produisit des explosions qui durent faire renoncer à ce procédé.

Comment et sur quels arguments s'appuient donc les défenseurs de la crémation pour convaincre l'opinion publique ?

Le premier argument est le suivant : La crémation supprime les odeurs de cimetières. A cela nous répondrons d'abord, que les odeurs incriminées sont nulles, qu'aucun des gardiens, fossoyeurs ou employés des pompes funèbres, n'a jamais été victime des émanations odorantes ; au cimetière du Père-Lachaise, à Montparnasse notamment les portiers ont vieilli à leur poste depuis longues années. — A Pise (station hivernale) le Campo-Santo, placé au centre de la ville, n'a jamais soulevé aucune plainte. — On pourrait, il est vrai répondre que le terrain calcaire de la ville consume rapidement les morts. — Cela est vrai ; mais il existe encore d'autres preuves suffisantes à prouver le peu de fondement de l'argument à la condition que les règlements de police soient partout observés. Pour ne citer qu'un fait entre mille, qui d'entre-nous oserait affirmer avoir couru de véritables dangers pendant les longues séances de dissection passées dans les amphithéâtres sur des sujets déjà forts altérés. Injectés ou non, ces cadavres, dont l'odeur se dégage sans cesse dans ces vastes charniers, n'ont jamais entraîné la mort d'aucun sujet sain, malgré la durée des séances qu'y ont fait tant de générations d'étudiants.

Même réponse pour les gaz des caveaux mortuaires. Suivant une ingénieuse remarque du Docteur Delaroche, ces gaz existants dans l'air des grandes villes, dans les chambres des pauvres, dans les vieilles constructions, n'ont aucune des propriétés toxiques qu'on leur attribue. Tels sont l'acide carbonique, l'hydrogène phosphoré, le sulfhydrate d'ammoniaque et l'oxyde de carbone, en trop faible quantité pour être nuisibles. Seuls, ces deux derniers pourraient, peut-être, être incriminés dans un cas rappelé par le Dr Ozanam , où l'ouverture d'un caveau provoqua brusquement, paraît-il, l'asphyxie de plusieurs assistants. Devra-t-on, sous ce même prétexte, bannir loin des habitations les fosses d'aisance (proposition invraisemblable) de peur d'assister à l'éclosion de semblables accidents ? Non sans doute. Assainir les fosses d'aisance , observer les règlements concernant les inhumations, tel doit être l'objectif du médecin circonspect et prudent. D'ailleurs, la présence des gaz dans les caveaux mortuaires aurait, suivant Tardieu lui-même, été le plus souvent fort exagérée. « Dans plus de soixantes cercueils contenant des restes de nouveau-nés, d'adultes et de vieillards, enterrés depuis une semaine jusqu'à 90 ans, écrit le professeur Tardieu (1), il n'a pas été une seule fois possible de découvrir la moindre trace de gaz. Dans quelques cas on retrouva seulement de l'azote ou de l'acide carbonique qui éteignirent la flamme de la lampe. »

Battus sur ce point, les adeptes de la crémation ont pensé faire œuvre utile en substituant l'incinération aux inhumations, dans le but d'éviter l'encombrement des cimetières. Nul doute sur ce point, car ici tout le monde est d'accord et pas un homme sensé, surtout s'il est médecin, n'en disconviendra. Le remède est des plus simples : fermer les cimetières, une fois remplis, doit être une règle de conduite qui ne souffre aucune exception. — La crémation, ajoutent ses défenseurs, suppriment la contagion : A cet argument, nous répondrons par la négation en citant les propres paroles de M. le professeur Brouardel (2). « Il n'est pas démontré qu'une fois inhumés, les cadavres des cholériques puissent être un agent de propagation de cette maladie, nous n'en avons pas, jusqu'ici, rencontré une seule observation probante. » Quelques années avant, M. le professeur Bouchardat constatait, dans la *Revue scientifiqu* , qu'après la guerre

______

(1) A. Tardieu. — Art. *Inhumations. Dict. de médecine et de chirurgie pratique*, p. 79.

(2) *Annales d'hygiène*, 1884. *Loc. cit.*

de 1871, malgré l'accumulation des cadavres, les fièvres avaient été moins fréquentes en France, que précédemment. Quant aux infiltrations du sol par les cadavres en putréfaction, l'inhumation aussi bien que la crémation peut y porter remède. Le choix du terrain (sec ou argileux, c'est-à-dire, capable de momifier les corps ou de s'opposer aux infiltrations) suffit à écarter le danger déjà si minime.

En effet, répondant à cette question, MM. Durand-Claye, Seblœsing et Proust répondaient, au Congrès d'hygiène de 1878, aux promoteurs de la nouvelle méthode : « Le sol est incontestable-
» ment le filtre le plus parfait des eaux chargées de matières orga-
» niques. Cette propriété nous est enseignée par les faits naturels.
» Citons, par exemple, les eaux du sol, qui sortent pures des
» sources, provenant du sol où elles sont souillées de matières végé-
» tales et animales. »

La presqu'île de Gennevilliers (près de Paris) nous en est un exemple des plus frappants : les eaux d'égoûts de Paris, chargées d'immondices, sont chassées par dessous la Seine, au moyen de pompes à vapeur, dans la presqu'île de Gennevilliers. Aux extrémités de chaque champ cultivé, on voit sourdre à gros bouillons, une eau boueuse chargée de détritus infects. Ceux-ci, s'écoulant dans des sillons préparés d'avance, imprègnent la terre, qui produit des navets et autres légumes comestibles réputés très beaux, quoique peu savoureux. Vient-on à longer les rives de la presqu'île, on n'est pas peu surpris de voir sortir du sein de la terre, ces mêmes eaux filtrées, plus limpides que le cristal, fraîches, sans odeur, comme nous avons pu nous en assurer nous-mêmes. Bien mieux, une cressonnière oubliée et presque morte, aurait reverdi à leur contact. (Gubler).

La terre est donc un filtre excellent et la crémation, loin d'être nécessaire, doit être rejetée de la pratique en raison des difficultés qu'elle soulève. Tel fut, en dernier ressort, l'avis motivé de MM. Brouardel, Bouchardat, Fonssagrives, parlant au nom de l'hygiène; de MM. Boussingault et Troost, chimistes et membres de l'Académie des Sciences (Conseil d'hygiène et de salubrité, 1876 et 1883). — Consultés à ce sujet, les membres du Conseil d'hygiène et de salubrité répondaient en effet, par l'organe de son rapporteur, le professeur Brouardel, que la crémation, théoriquement bonne, était pratiquement impossible, socialement dangereuse, et qu'il n'y avait pas lieu de l'adopter. (Annales hygiéniques, 1884).

L'incinération, loin de supprimer en effet les causes de contagion, parait au contraire les augmenter. Elle nécessite en effet : 1° l'autopsie (cérémonie toujours longue) ; 2° la mise en bière ; 3° le transport ; 4° la sortie de bière et 5° l'assistance des parents , pendant 4 à 5 heures , autour du four crématoire où les attend un spectacle terrible (1).

Une autre difficulté surgit encore, quand on y veut réfléchir. Après l'incinération , il ne peut plus être question, cela se conçoit, d'*exhumations juridiques*. Alors, comment faire ? Devra-t-on multiplier les autopsies ? Ici encore nouvelle difficulté, car, vu la nécessité de multiplier les autopsies et les expertises , bientôt les experts manqueront. En effet, n'est pas expert qui veut et nombreuses sont les connaissances requises en pareil cas. Les autopsies , se multipliant , seront faites à la légère : telle est la première conséquence de ces autopsies forcément incomplètes

Le Dr Brouardel , dans son rapport aussi lucide que concis , met encore en lumière certaines surprises d'autopsie capables de dérouter l'homme de l'art et , parfois , de déshonorer la famille du défunt. — Admettons , en effet , que l'expertise vienne à déceler la présence du mercure, de l'arsenic, de l'iodure de potassium dans les dépouilles du défunt. Une enquête sera nécessaire qui révélera , parfois , l'existence de maladies syphilitiques ou autres soigneusement dissimulées.

D'autres poisons (phosphore , arsenic) sont détruits. On sait en outre que les sels de cuivre et de plomb sont anéantis par la crémation. Quelques auteurs ont également fait observer combien il serait facile de substituer ou de disperser les cendres des sujets incinérés ; pratique impossible lorsque le corps est inhumé.

On voit, par ce simple aperçu, de combien de difficultés insolubles est hérissée la crémation , pour peu qu'elle se généralise. L'incinération , ajoute le Dr Delaroche (de Lyon) , peut anéantir de précieux

---

(1) Qu'on nous permette à ce sujet de rapporter ici un fait dont M. le Dr A. Ferrand est actuellement témoin dans son service de l'hôpital Laennec. Il y a trois semaines , un malade atteint de délire furieux lui était adressé à l'hôpital. Cet homme était-il alcoolique? Le fait est vraisemblable. Toujours est-il que les troubles mentaux de paroles et d'actes s'étaient brusquement produits au moment où il assistait à la crémation d'un sujet en expérience et dont le spectacle terrible reparaissait incessamment encore dans son délire actuel et dans ses conversations. (Dr H. Dz).

témoignages d'innocence et livrer un accusé sans défense à des soup-
çons et à une réprobation sans merci.

Nous n'insisterons pas davantage ; mais, avant de passer à un autre
ordre d'idées, nous croyons devoir citer, textuellement, les conclusions
votées par les membres du Conseil d'hygiène : « la Commission
» constate la possibilité d'obtenir l'incinération des corps sans déga-
» gements de gaz insalubres. Elle reconnait, en outre, l'avantage de
» cette incinération sur l'inhumation dans la fosse commune, au point
» de vue de l'hygiène... Mais elle a trouvé, dans la crémation, de très
» sérieux inconvénients au point de vue de la médecine légale et,
» par suite, au point de vue de la sécurité publique. »

Pour être exécutoire, la crémation doit être, avant tout, pratique.
Pour être pratique, la crémation (en temps d'épidémies surtout) doit
pouvoir s'exécuter rapidement. Or, avec l'installation actuelle, le
Conseil municipal de Paris peut à peine prétendre obtenir de 20 à 30
crémations par jour. Comment suffire alors aux autopsies suivies
d'incinération de 6 à 700 sujets succombant par jour en temps
d'épidémie ? Qui voudra assumer, chaque jour, les dangers, les
fatigues et les responsabilités d'une pareille besogne ?

En 1832, sept mille cholériques succombaient en dix-huit jours ;
plus tard, en 1849, deux mille quatre cent vingt six malades étaient
emportés en dix jours.

Irréalisable en temps d'épidémie, la crémation, inventée sous
l'empire de la peur, peut encore entraîner à sa suite des mesures
vexatoires et attentatoires à la liberté individuelle (combustion des
vêtements, linges et meubles), capables d'entraîner des troubles
graves dans l'ordre social.

Non moins irréalisable sur les champs de bataille, en raison de la
multitude des cadavres et de la difficulté d'improviser les fours, la
crémation peut et doit céder le pas à l'inhumation.

Mais alors, dira-t-on, comment éviter les dangers des sépultures ?

Avant d'examiner les mesures propres à protéger la santé publique,
il n'est pas sans intérêt de rappeler, en quelques mots, l'opinion
formulée par M. le Professeur Lacassagne dans ses articles du
Dictionnaire encyclopédique. « Les faits recueillis, dit cet auteur,
» loin de démontrer la libre expansion, au dehors, des produits
» gazeux, semblent prouver, au contraire, que la plupart ne par-
» viennent pas à la surface du sol, soit par suite de leur combinaison

» avec les matériaux du sol, soit en vertu de la compression qu'ils
» subissent. » — Rien de plus facile, en effet, que de fouler la terre
et de couvrir celle-ci d'une large dalle dépassant les limites de la
fosse. D'autres moyens préventifs pourront également, en activant le
travail de destruction cadavérique, prévenir le danger des décompo-
sitions lentes : au premier rang, il faut placer l'embaumement, la
combustion par la chaux vive, procédé applicable aux classes pauvres,
l'enveloppement du corps à l'aide de suaires carbonifères inventés
par Pichot et Malapert (de Poitiers). On pourrait aussi utiliser la
sciure phéniquée du docteur Prat, la poudre de tan et de charbon,
d'ailleurs peu usitée à cause de sa couleur noire. — En raison de ses
propriétés aromatiques, de sa blancheur et de sa pulvérulence, le
mélange, aujourd'hui classique, de sciure de bois de peuplier et de
sulfate de zinc est, à coup sûr, préférable.

La confection du cercueil doit aussi nous arrêter en raison des per-
fectionnements récents réalisés dans ces dernières années. En France
et l'étranger, on fait effectivement usage de bières « dites plombées »
closes hermétiquement ou de cercueils étanches garnis, pendant l'été,
d'un enduit imperméable appliqué à l'intérieur. Tels sont les règlements de police applicables et appliqués en ville.

Autrefois, déjà Devergie avait proposé de combler les vides du
cercueil à l'aide d'une abondante couche de sciure de bois mélangée
de goudron desséché. On voit donc que, de tout temps, cette question avait préoccupé les hygiénistes.

Envisagée à ce point de vue, l'inhumation des corps reste encore à
l'abri de toute critique, à la condition expresse que les terrains choisis
soient secs ou glaiseux, établis loin des cours d'eau, loin des puits et
plantés d'arbres à racines profondes capables d'absorber les liquides
cadavériques qui s'échappent des caveaux. On sait, en effet, depuis
les expériences de Tardieu, que le sol au milieu duquel plongent les
radicules de certains arbres hydrophiles (le saule par exemple) est
manifestement asséché par l'absorption rapide de ces racines autour
desquelles la terre est manifestement plus sèche. Inutile d'ajouter que
la fermeture des cimetières à fosse commune s'impose, aussitôt qu'ils
sont pleins. Si l'on veut éviter l'encombrement parfois dangereux des
débris humains, quelques auteurs conseillent alors de semer, dans ces
terrains fermés, des herbages destinés à être brûlés.

Réglées par décret du 12 juin 1804, la plupart de ces dispositions ne sauraient avoir d'effet qu'autant que les territoires choisis réalisent les conditions d'altitude capables d'atténuer les exhalaisons méphitiques, plus théoriques que réelles. Aussi est-ce pour répondre à cette indication que fut, autrefois, choisi l'emplacement des cimetières Montmartre, du Père-Lachaise, de Bagneux, etc. Le cimetière de Montparnasse, isolé des maisons voisines par de larges boulevards, peut être comparé, à ce point de vue, aux cimetières des campagnes placés en dehors des lieux habités. A Paris, où l'extension des cimetières est forcément rapide, de grands murs, hauts de deux mètres au moins, protègent les quartiers environnants. Ailleurs où, pour des raisons graves, les cimetières avoisinent les cours d'eau, on devra veiller à protéger ceux-ci de la contamination, au moyen de fondations profondes en maçonnerie hydraulique, seules capables d'isoler les fosses de la nappe d'eau souterraine. On comprend d'autant mieux cette précaution, qu'en cas d'inondation, l'eau pourrait envahir les monuments funéraires. Pour ne rien omettre, rappelons, en terminant, l'utilité du drainage, tel qu'il est appliqué à Bordeaux, à Versailles et dans d'autres villes dont le sol marécageux s'oppose à ce que chaque caveau atteigne la profondeur réglementaire (1^m50) des fosses communes. Au moyen de tranchées de 70 à 80 centimètres de profondeur, les eaux stagnantes, collectées aux extrémités du cimetière, vont se perdre dans des terrains vagues abandonnés.

Et maintenant, que conclure de cet exposé, résumé fidèle des arguments scientifiques invoqués par nos maîtres les plus autorisés, sinon à l'inutilité de la crémation, aux difficultés et aux dépenses nouvelles qu'elle créerait.

Partisan convaincu des inhumations convenablement réglées, qu'il nous soit permis d'émettre, en terminant, le vœu de voir *ensevelir*, dans l'oubli et le discrédit, cette pratique barbare, reconnue dangegereuse, onéreuse et peu pratique.

Puissent les *Fours du Conseil municipal* (s'ils passent à la postérité), perpétuer le souvenir de l'esprit sectaire et de la partialité de nos édiles parisiens.

Lille Imp. L. Danel.

LILLE, IMPRIMERIE. L. DANEL.